Situm corporis

<u>Edición y corrección</u>

R. V. Skone

<u>Diseño de portada e ilustración</u>

R. V. Skone

SITUM
CORPORIS

R. V. SKONE

DEDICATORIA

Este libro es una dedicatoria de la mente a tu cuerpo, el más complejo mecanismo que existe en este mundo.

Contenido

AGRADECIMIENTOS

A mi esposa por ser mi apoyo constante.
A los hombros de los antiguos hombres de
ciencia en los cuales estamos sentados
actualmente, y a ti por brindarle el interés y
valor a esta obra.

INTRODUCCIÓN

Así como nos parece complejo e infinito el universo, así como el espacio por descubrir bajo nuestros océanos, el cuerpo humano también es infinitamente complejo, aunque normalmente nuestra mente no esté tan consciente de ello; de cada proceso molecular, bioquímico, eléctrico, físico o mecánico que conlleva su funcionamiento correcto (o incorrecto en ciertos aspectos). Y también, además del cuerpo humano, así mismo el proceso del pensamiento es extremadamente complejo.

Existe una relación estrecha entre el pensamiento y la condición de nuestro cuerpo, mucha evidencia científica respalda el hecho de entrenar nuestro cuerpo mejora nuestras capacidades cerebrales.

El cuerpo humano es una máquina sorprendente e incomprendida, pues hoy se conocen muchas cosas al respecto, tanto así, que sería difícil dominar toda esta información para un especialista, y lo que se sabe hoy en día es solo una parte del universo que representa el ser humano.

«En la antigüedad el ser humano realizaba muchas labores que exigían esfuerzo físico, la conexión cuerpo y mente era más marcada. En la antigua Grecia viendo aquellas asombrosas esculturas talladas podemos ver representaciones de personas con cuerpos majestuosos y no solo eso, el entrenamiento mental asociado también lo era (filosofía sobre aspectos complejos del pensamiento), intentar comprender el mundo y la mente, o cálculos avanzados con pocas herramientas para su época resulta muy interesante.»

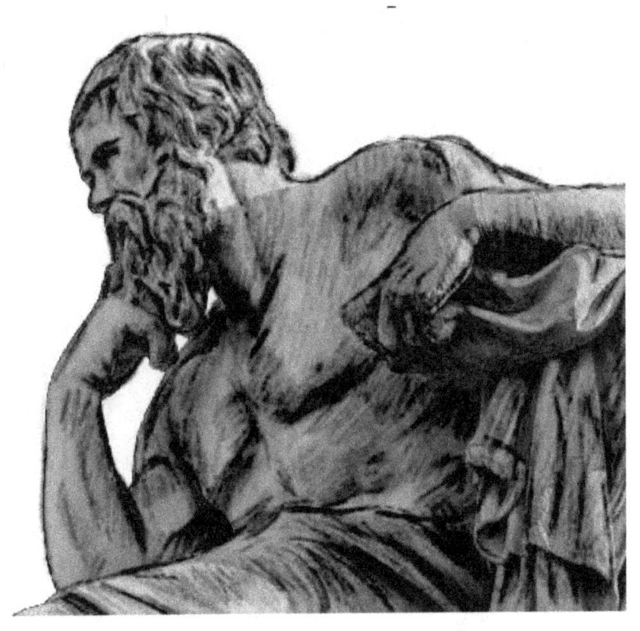

A diferencia hoy en día basta con sacar un pequeño aparato de nuestros bolsillos y tendríamos acceso a información casi ilimitada.

¿Consecuencias? Claro que sí, nos hace más

perezosos.

Te reto a escribir diez números telefónico de familiares o amistades en una hoja de papel. Estoy convencido que el 100% no podrá completar este reto.

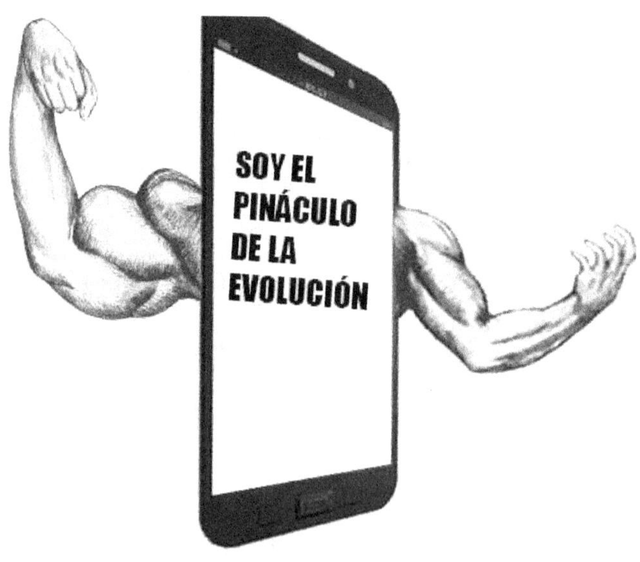

No mal interpreten, la tecnología es algo maravilloso; nos facilita la vida tanto, que podemos guardar miles de números telefónicos y tener accesos a ellos con unos cuantos pasos, esto nos da la libertad de ahorrar memoria para dedicarnos a otras actividades.

Pero ¿qué sucede? La gran mayoría de estas actividades se tratan de tener el cerebro «dormido o hipnotizado» viendo pantallas en automático. Y seré sincero, nuestro cerebro ama los atajos, cuanto menos compleja la tarea, más feliz es nuestro cerebro, y nos sentimos a gusto; esto aplica a que deseamos siempre estar en «zonas de confort», y nos bloqueamos rechazando la idea de salir de esta zona.

¿Qué pasa con nuestro cuerpo?

Al igual que nuestra mente, nuestro cuerpo se va acostumbrando a estar relajado, y es un experto para hacerlo.

Haz una pausa aquí y dile a tu cerebro que te dé un informe completo de cómo esta tu cuerpo en este momento (cómo están tus pies, piernas, caderas, espalda baja, espalda media, cuello, cabeza), si estas sentado, de pie o acostado. No corrijas nada. Bien al terminar este análisis ¿qué has notado? estas en lo que llamamos una buena postura, ¿o estas en una mala postura? en el siguiente capítulo veremos un análisis general de nuestra postura, y cómo esta afecta nuestro día a día.

CONOCE UN POCO MÁS TU COLUMNA

La columna vertebral está dividida en cinco porciones o regiones importantes. Porción cervical compuesta por 7 vertebras, porción torácica o dorsal por 12 vertebras, porción lumbar por 5 vertebras, el sacro por 5 vertebras fusionadas y el cóccix por 4 vertebras fusionadas.

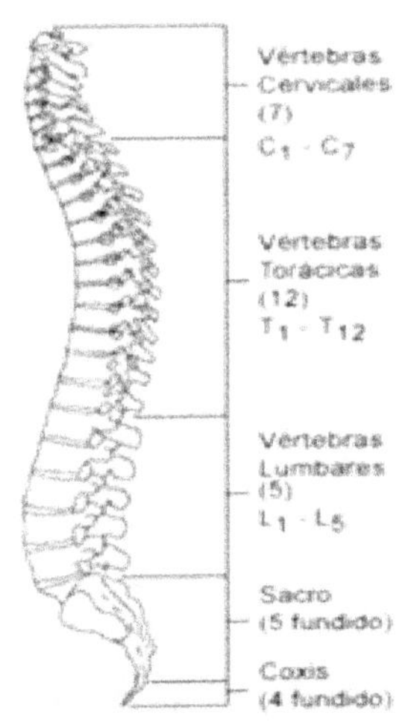

(Son 33 vertebras en total).

Espero no te aburras con los repasos anatómicos, en verdad te digo que estoy intentando ser lo menos extenso posible, pero es importante saber esta información para comprender que sucede en tu cuerpo con las malas posturas y de esa forma realizar correcciones.

A su vez la columna no es una línea recta, tiene curvaturas normales, las principales son la curvatura en la zona cervical llamada lordosis cervical, la cifosis torácica, la lordosis lumbar y la cifosis correspondiente al sacro y cóccix.

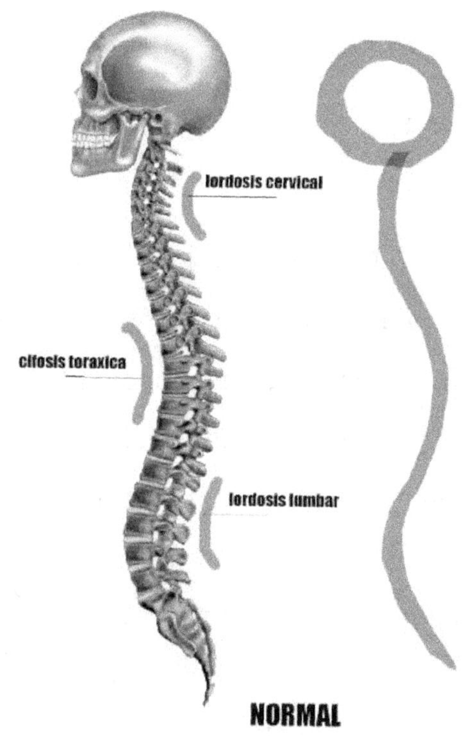

(Curvaturas normales de la columna vertebral).

TU POSTURA

Existe diferentes formas en las que el cuerpo se acomoda en el espacio, ya sea acostado, sentado o de pies; y existen múltiples variantes para cada una de ellas. Sin embargo, estar en alguna postura conlleva a un complejo sistema mecánico donde los músculos, ligamentos y en general, todo tejido conectivo junto con los huesos; juegan un papel importante; algunos con función de soporte, otros creando tracción o tensión, y otros relajándose; unos se estiran y otros se contraen; algunos mantienen la misma elongación, creando de esta manera una postura determinada.

Pongamos de ejemplo un músculo muy conocido, el bíceps braquial (digo braquial, porque existe un bíceps femoral, que está detrás del muslo), este músculo se contrae al flexionar el codo (como cuando llevas la mano para tocarte la nariz); al contraerse el bíceps braquial se acorta, y en su contraparte el tríceps, que está posterior al brazo; se relaja permitiendo este movimiento (se «desactiva», ya que este crea un movimiento antagonista o contrario al bíceps).

De manera contraria el tríceps se contrae al extender el codo, como cuando lanzamos una pelota, y en este movimiento el músculo antagonista principal que es el bíceps braquial se «apaga». Con este ejemplo también ocurre este sistema mecánico para los músculos encargados de la postura.

En las siguientes páginas veras los principales músculos encargados de la posición de la cabeza en el espacio, así como la columna cervical y la cintura escapular (clavícula y omóplatos o escápulas).

«Nuestro problema se llama síndrome cruzado».

Existe dos sitios del Síndrome cruzado, uno superior y otro inferior. Ambos en sumatoria crean esta mala postura, que también es poco atractiva (como ratón de oficina), donde la cabeza está anterior al cuerpo, la columna cervical con hiperlordosis, además aumento de la cifosis torácica, los hombros adquieren una rotación interna (hombros redondeados) y en la región más baja o área lumbar ocurren eventos similares, donde aumenta la lordosis lumbar, haciendo que el trasero esté más posterior al cuerpo, de modo que la cintura escapular está aún más adelantada a la línea horizontal del cuerpo, ¿recuerdan los «gusanos alienígenas en hombres de negro»?

Esta hiperlordosis lumbar crea un aspecto de pancita anterior, que incluso una persona flaca o delgada aparenta tener más grasa abdominal, aunque no es así, y con el simple hecho de corregir esta alineación desaparece esta falsa panza.

También en la cintura pélvica el síndrome cruzado causa que las rodillas están hiperextendidas. Veremos que todo este problema se debe a debilidad de los músculos que mantienen una correcta postura, y aumento de la tensión o acortamiento de los músculos antagonista. Normalmente no nos damos cuenta de nuestra mala postura hasta que nos enfocamos en ella, y tenemos conciencia.

Te invito a que en ciertos momentos del día mientras estas ocupado realizando una actividad en casa, cuando pases frente al espejo voltees y veas la posición de tu cabeza, cuello, hombros y tu zona lumbar.

¿Qué viste? Si tu respuesta es acorde a la descripción del síndrome cruzado superior e inferior, necesitas trabajar en la corrección de este problema.

Seamos sinceros, sin darnos cuenta el cuerpo es perezoso como te dije anteriormente, y va creando una postura de relajación debilitando estos músculos que nosotros; como culpables, no usamos o fortalecemos. Recuerda, lo que no se usa «desaparece o se olvida». Una analogía seria cuando ves una casa abandonada, la maleza se apodera de la casa, de sus paredes, estas se agrietan, invaden el interior, y en poco tiempo queda inhabitable. Así pasa con nuestros músculos si no los usamos, se hacen cada vez más pequeños y débiles, y nuestro cuerpo no va a enfocar sus esfuerzos en brindar estímulo o energía a cosas que no usa.

Pero hay buenas noticias, aunque seas alguien que le da pereza entrenar por más de treinta minutos o una hora en casa o en gimnasios, que no le gusta la actividad física; resulta que la corrección de estos problemas no requiere mucho tiempo cada día (pero si dedicación o perseverancia) y se pueden obtener grandes resultados en la corrección de este problema, y los problemas del problema, ¿qué quiero decir? pues tener esta mala postura va a crear otros problemas a futuro peores que solo una postura poco estética.

CONOCIENDO TU CUELLO

Antes de dar un pantallazo de cómo es la biomecánica de la cintura escapular y lumbar, debemos conocer la región anatómica del cuello y cómo es afectado por las malas posturas.

El cuello es una zona muy compleja, donde discurren muchas estructuras importantes, entre ellas muchas arterias (como la carótida) y venas (como la yugular), drenaje linfático, músculos anteriores con diferentes funciones (como el esternocleidomastoideo), nervios, glándulas (como la tiroides), cartílagos (como el cartílago tiroides y su prominencia laríngea o la conocida nuez de Adán), partes del sistema respiratorio (tráquea), parte del sistema digestivo (esófago), y más posterior al esófago cerca de las vértebras cervicales se encuentran los MÚSCULOS

PROFUNDOS DEL CUELLO.

Luego están las vértebras cervicales conteniendo parte de la médula espinal en su interior, y más atrás, los músculos posteriores del cuello (como el trapecio en su porción descendente); además de músculos laterales.

Músculos profundos del cuello (M.P.C)

Los siguientes músculos son los conocidos «músculos profundos del cuello» los cuales se encuentra INHIBIDOS cuando estamos en una mala postura y forman parte del conocido síndrome cruzado superior.

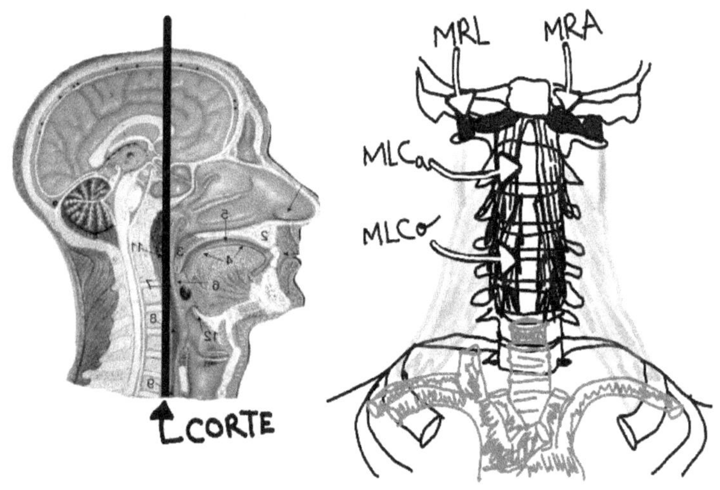

Músculo recto anterior de la cabeza (MRA)
Músculo recto lateral de la cabeza (MRL)
Músculo largo de la cabeza (MLCa)
Músculo largo del cuello (MLCo)

Para ponerte en perspectiva, estos músculos se encuentran por delante de las vértebras cervicales; en la línea de «corte» que se ve en la imagen previa, y son los encargados de la flexión del cuello y de la cabeza.

La cabeza del ser humano adulto pesa alrededor de cuatro a cinco kilogramos en su posición anatómica, pero ocurre un efecto físico al inclinar la cabeza hacia adelante (como cuando estamos viendo el celular), y dependiendo de la angulación esto repercutirá en el peso final soportado por la columna cervical. Trazando una línea vertical imaginaria de pies a cabeza en posición anatómica, la cabeza tendrá cero grados de desviación con respecto a esta línea imaginaria, ahora cada vez que se adelanta la cabeza va aumentando los grados de inclinación. Mientras más grande es este ángulo y se aleja la cabeza de la línea vertical, la presión ejercida es mayor a nivel cervical.

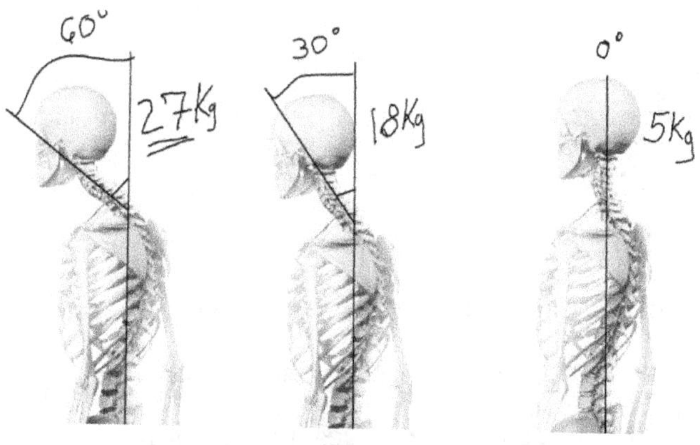

(peso ejercido a nivel cervical según el grado de inclinación de la cabeza)

El cuello es capaz de soportar este peso normalmente, sin embargo, no está hecho para soportarlo por largos periodos de tiempo, y he aquí el problema; pasamos mucho tiempo con la cabeza adelantada viendo hacia abajo la pantalla de nuestros teléfonos.

Haciendo una analogía, es como cargar una barra de metal que mide 1.8 metros de largo y pesa 20 libras, cuando la agarras justo en la mitad con la mano en supinación (1) sería fácil levantarla verticalmente con una sola mano (mientras con la otra sigues viendo el celular con la cabeza inclinada).

Ahora intenta levantar esta barra un poco alejado del centro y más hacia un extremo, digamos 20cm a la derecha o izquierda (2), es probable que aquí puedas levantarla, pero notarás que la presión ejercida en la muñeca de la mano aumenta. Esta presión hará rotar la muñeca a pronación.

Por último, intenta levantar la barra de uno de los dos extremos (3). En este punto sería casi imposible levantarla, deberías tener muy fortalecidos los músculos supinadores del antebrazo para poder luchar contra esta fuerza para luego levantar la barra.

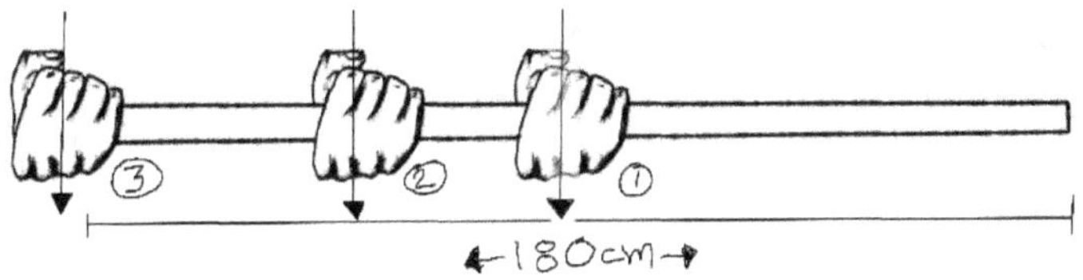

(Mientras más alejado del centro de gravedad, mayor será la presión ejercida en la articulación de la muñeca).

Así mismo ocurre con el cuello soportando el peso de la cabeza.

Largas jornadas de mala postura día tras día van creando un hábito. El cuerpo inteligentemente acorta o contrae ciertos músculos y apaga otros para luchar con estas fuerzas hasta acostumbrarse a la mala postura. Algunos le llaman «cuello de ganso», típico del que pasa largas jornadas sentado en un escritorio estudiando o trabajando, y actualmente usando el celular en esta mala posición. Es común ver esta mala postura de cabeza adelantada.

¿QUÉ PASA EN LA CINTURA ESCAPULAR?

Repaso anatómico

La cintura escapular está formada por ambas clavículas y ambos omóplatos o escápulas (izquierdos y derechos). En la cara lateral de ambos omóplatos hay una superficie cóncava llamada cavidad glenoidea y es donde se articula la cabeza del humero (hueso del brazo), y forman la zona llamada hombro.

En el hombro transcurren múltiples músculos, los cuales se insertan en la porción proximal del humero, y según la dirección de sus fibras; estos músculos se encargan de rotar el hombro. La dirección de rotación puede ser externa o rotación interna.

Músculos rotadores externos del hombro

Músculo redondo menor (R.Me)
Músculo infraespinoso (I.E)

Músculos rotadores internos del hombro

Músculo subescapular (S.E)
Músculo dorsal ancho (D.A)
Músculo redondo mayor (R.Ma)
Músculo pectoral mayor (P.M)

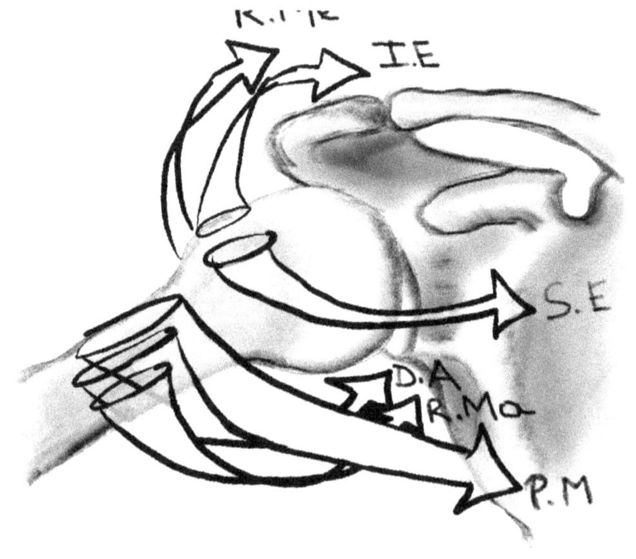

(húmero articulado a la escápula derecha, las flechas indican la

dirección de la tracción ejercida por los diferentes músculos rotadores del hombro)

En la imagen anterior vemos una vista anterior/lateral de la estructura ósea del hombro derecho. Donde se articula el hueso húmero con la escápula y dependiendo de la inserción de los músculos en el húmero, estos darán sentido de rotación al hombro.

En la cara posterior se insertan dos músculos que provienen de la parte posterior del hombro, hablamos del músculo redondo menor y el músculo infraespinoso; los cuales traccionan el húmero dándole rotación en sentido externo.

Hay tres músculos, si bien provienen de la parte posterior del hombro, se insertan en la cara anterior del humero; esta dirección de las fibras va a provocar una rotación interna al hombro. Estos son el músculo subescapular, dorsal ancho y redondo mayor.

Y el ultimo músculo rotador interno es el músculo pectoral mayor, que está anterior al hombro y le da rotación interna.

Modas en redes sociales

Como vimos en la mala postura, existe un problema donde los hombros sostiene una rotación INTERNA persistente (hombros redondeados). Principalmente debido a la tensión en el músculo pectoral mayor que es un rotador interno, llevando los hombros al frente. Hay otros músculos rotadores internos del hombro como el músculo dorsal ancho (que también estabiliza la escápula), el músculo redondo mayor y el músculo subescapular; pero no tienen mayor implicación como la tiene el pectoral mayor en el problema.

Es más sencillo sobreentrenar los músculos pectorales, pues no se requiere de mucho equipo para trabajarlos; solo basta el suelo y el entusiasmo.

En la actualidad circulan muchos retos en la web y redes sociales, como lo es el reto de 100 pechadas (pushups) cada día por 30 días. Si bien es mejor hacer ejercicio que no hacer nada y estar tirado todo el día en el sofá; esta no es una buena estrategia de entrenamiento y acondicionamiento físico. Pues, solo estas trabajando un grupo muscular (pectorales, tríceps, deltoides anteriores) encargados de empujar el cuerpo desde el suelo.

Otro reto conocido es el reto del anime conocido «one punch man», quien alcanzó el pináculo de la fuerza solo realizando 100 lagartijas (pushups), 100 abdominales, 100 sentadillas y correr 10 kilómetros cada día, todos los días por tres años seguidos hasta quedar completamente calvo. Si observas el gran abismo en este entrenamiento, es que no trabajas espalda y flexores del codo como el bíceps, que en conjunto realizan movimientos de halar.

Realizar este tipo de entrenamiento, solo por

moda, empeora el desbalance que ya existe en nuestro cuerpo; pues, como decía, es más sencillo realizar lagartijas, que realizar dominadas o suspensiones, donde ya requieres de donde colgarte, una barra, o equipo para realizarlo o salir al parque, etc.

Y es por esta razón que invertí e instalé una barra de dominadas en casa. Y al inicio me resulto extremadamente difícil realizar el ejercicio, llevar la barbilla por encima de la barra era una tortura. No lo digo para desanimar, pero es como aprender a correr; primero debes gatear y luego caminar. Hay que acostumbrarse.

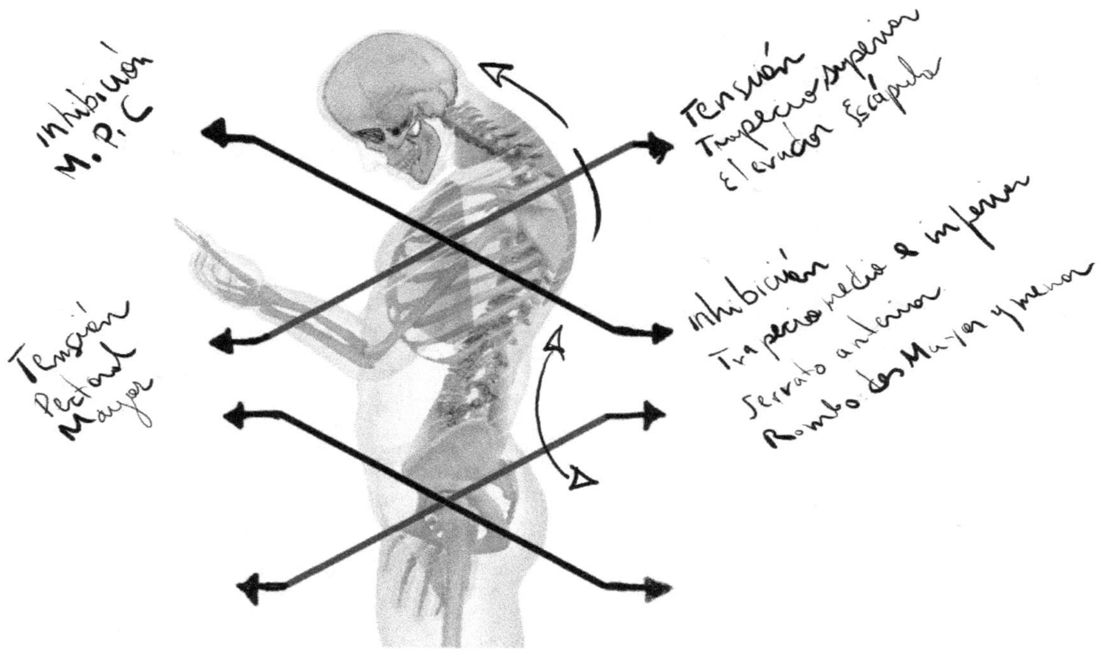
Inhibición!
M.P.C
Tensión!
Pectoral
Mayor
Tensión
Trapecio superior
Elevador Escápula
Inhibición
Trapecio medio e inferior
Serrato anterior
Romboides Mayor y menor

¿CÓMO CORRIJO EL SÍNDROME CRUZADO SUPERIOR?

Existen muchas maneras de corregir esta parte del problema. Trabajaremos en fortalecer los músculos de la cintura escapular debilitados y en realizar estiramientos de los músculos tensos o acortados.

Todas estas correcciones prácticamente no requieren equipo especializado, y se pueden realizar en casa incluso en pausas activas en la oficina o jornada laboral.

Recuerda enfocarte en repeticiones de calidad, más que de cantidad. No tratamos de crear sobrecarga e hipertrofia cuando hablamos de ejercicios correctores de la postura.

Haciendo estiramientos para los pectorales, en mayor medida el pectoral mayor.

Empecemos con un ejercicio fácil de realizar en el trabajo, muy sencillo el cual, estando sentado; intentas ponerte lo más recto posible en la espalda e intenta evitar o reducir lo más que puedas la hiperlordosis lumbar.

Bien con la espalda alineada con el respaldo de una silla, vas a llevar el brazo extendido hacia arriba con la palma de la mano como saludando el techo, a la vez que miras hacia el techo. Luego de este punto intenta llevar el brazo extendido un poco más atrás de la cabeza de forma controlada; sostén esta postura por 10 segundos, por cada lado, y repítelo tres a cinco veces. HAZLO YA (tiempo 1:00min – 1:40 min).

Al hacer esto notarás el estiramiento en el pecho, y también notarás una parte de los músculos deltoides trabajar, principalmente en su cabeza posterior, y además notarás estiramiento cerca de la zona lumbar, ya que también ayuda a estirar otro rotador interno que es el dorsal ancho, como vimos en la imagen de espalda este músculo se extiende desde la cara anterior del humero llegando hasta las crestas iliacas en la cintura pélvica.

Continuando otro ejercicio que puedes hacer es, colocar un codo flexionado a noventa grados (90°) en el marco de una puerta, una columna, un tubo o la esquina de una pared. A partir de allí, mantén la espalda recta y da un paso con el pie del mismo lado del codo apoyado y lentamente desplaza el cuerpo hacia delante a la vez que doblas la rodilla, hasta que sientas incomodidad en el pecho. Si estas sintiendo incomodidad en el hombro, lo estas ejecutando de manera muy brusca o estas rotando el cuerpo (que probablemente has visto o te enseñaron a que eso es un estiramiento del pectoral) pero ojo, el estiramiento se debe sentir en los pectorales.

Si bien, rotar el cuerpo crea más elongación y se

puede aplicar un poco al desplazamiento anterior del cuerpo, no debe ser el movimiento mandatorio en el estiramiento.

Al terminar de estirar la incomodidad desaparece y se percibe un alivio, no debes sentirte adolorido posterior a la ejecución.

La forma en que colocas el codo en la pared también actúa de forma distinta. Así, poniendo el codo paralelo al suelo actúa en las fibras horizontales (1); poniendo el codo más alto en la pared, actúa en las fibras inferiores (2) y poniendo el codo más abajo en la pared actuará en las fibras superiores de los pectorales (3). Realizar tres series de diez segundos en cada posición (arriba media y abajo). Duración 3:00 minutos.

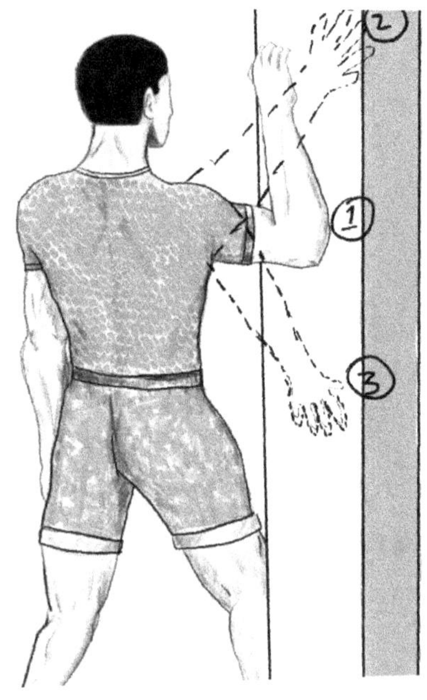

Fibras horizontales (1); fibras inferiores (2) y fibras superiores (3) del pectoral.

También es posible realizar el estiramiento de ambos pectorales a la vez, colocando ambos codos en cada lado del marco de una puerta y dejar caer el cuerpo hacia adelante alternando la posición de los codos medio, arriba y abajo; acortando así, el tiempo de estiramiento a 1:30 minutos (si es que te parece que tres minutos es mucho).

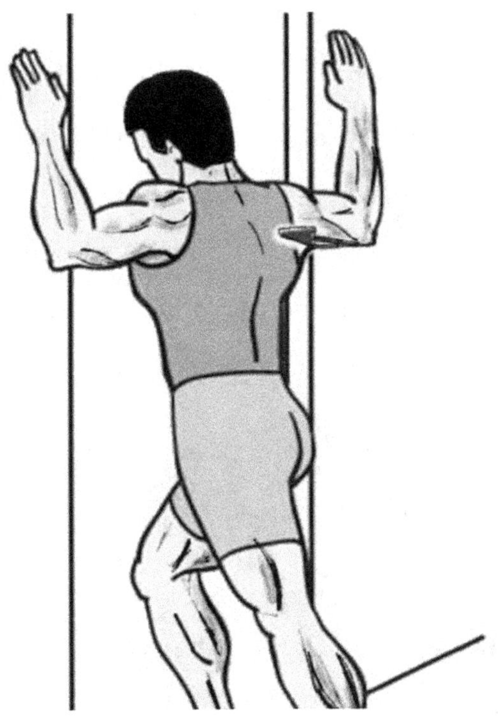

Estirando específicamente el músculo dorsal ancho.

Para este estiramiento uno es el ganador por su

facilidad. Coloca el codo en una pared o superficie vertical lo más alto que puedas, y vas a dejar caer la pelvis del mismo lado del codo apoyado, llevando el pie del mismo lado por detrás del pie contrario y llevarás tu peso hacia la pared o superficie poco a poco. Notarás una gran elongación del músculo dorsal ancho, mejorando la apariencia de hombros redondeados. Sostén esta posición por 45 segundos en cada lado.

Esto también permitirá llevar el brazo más alto mejorando la flexibilidad.

Otra forma de estirarlo es colocar ambos codos en un banco, y las rodillas al suelo, posteriormente lleva la cabeza y el cuerpo hacia abajo, y la pelvis hacia atrás, pero sin que se muevan los codos de su apoyo, sostén esta postura por 30 segundos y repítelo por tres series.

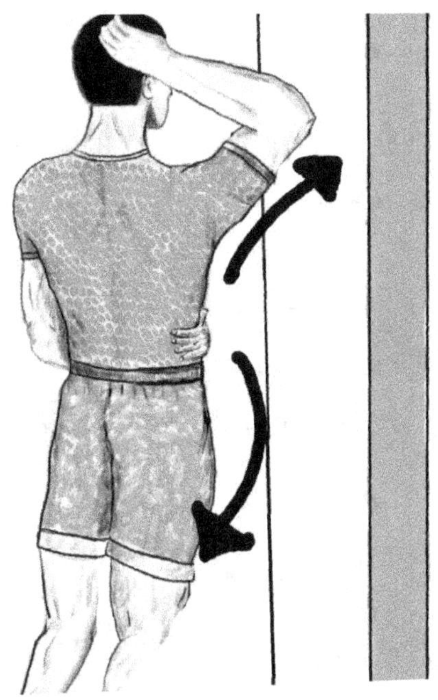

Fortaleciendo los músculos profundos del cuello (MPC).

Este es fácil de hacer en cualquier momento. Intenta llevar tu cabeza y cuello lo más atrás posible, y luego con tu dedo índice empuja el mentón hacia atrás. Sostén esta posición por diez segundos y repítelo cinco veces. Puedes realizarlo dos o tres veces al día, o más si lo tuyo es pasar horas frente a un escritorio.

Es fácil de hacer en cualquier situación o lugar donde estes.

También puedes hacer ejercicio de fortalecimiento, colocando una pelota de tenis en el cuello y sosteniéndola con el mentón sin que se caiga.

Estando acostado en un banquillo o en la cama, con la cabeza guindando fuera del banquillo o cama. Intenta flexionar el cuello mientras sostienes la pelota con el mentón, de manera lenta y controlada, haz esto por 20 repeticiones de buena calidad.

Haciendo estiramientos para el músculo trapecio superior y elevadores de la escápula.

Este también es fácil de realizar en cualquier lugar, simplemente sentado, con la espalda recta vas a girar la cabeza a 45 grados a la izquierda y vas a flexionar el cuello hacia abajo, como si estuvieras mirando al suelo; a la vez que intentas bajar el hombro derecho. Luego con una mano sobre la cabeza y de forma controlada; vas a ayudar a la flexión de la cabeza un poco y lentamente (no intentes arrancarte la cabeza de un solo movimiento). Sostén esta posición por cinco segundos y repite tres a cinco series de cada lado. Y estarás listo para los siguientes ejercicios.

Fortaleciendo el músculo trapecio medio e inferior, músculos romboides y músculo serrato anterior.

Para trabajar esta zona basta con realizar un ejercicio llamado halones a la cara, para esto necesitaras una banda elástica como mínimo, aunque también se puede realizar en máquinas con poleas. Y si no tienes equipo, puedes colocar los codos a noventa grados apoyados en el marco de una puerta, dejas caer tu peso hacia atrás y luego vuelve a la posición inicial empujándote con los codos hacia adelante. Aunque esto es más complicado que usar una banda. Que por cierto son baratas.

Literalmente vas a tirar la banda o polea hacia tu cara mientras llevas lo más posteriormente posible los codos, procurando mantener una postura recta. Además de ir rotando externamente los hombros, los pulgares deben quedar apuntando hacia los lados (hacia afuera). Vas a realizar repeticiones diarias de este ejercicio.

enfocándote en la calidad de la repetición, más que en la cantidad de repeticiones o sobrecarga que puedes añadirle a este ejercicio. Haz repeticiones lentas y controladas, manteniendo la contracción.

Realiza 20 repeticiones halando durante dos segundos, sosteniendo la posición contraída por tres segundos y luego suelta la carga por otros dos segundos. Tiempo aproximado 2:20min.

Puedes colocar una banda de goma, que sigo diciendo es lo más práctico, portable, económico y fácil de conseguir, puedes poner la banda en una columna, en una barra o en la rama de un árbol. Si no tienes donde colocar la banda. una manera fácil de usarla seria colocarla en la esquina de una cama, estando sentado como si fueras a remar, y pones la punta de los pies sosteniendo la cama para que no se deslice; o en una ventana con verjas se puede atar fácilmente allí. Si hay riesgo de que el metal o los bordes afilados de la madera dañen la banda de goma, puedes envolver el metal o madera primero con una toalla y luego colocas la banda de goma.

Como vemos no hay excusa válida para pasar de lado este ejercicio, el cual tiene excelentes resultados a mediano y largo plazo.

Recuerda que la clave siempre será enfocarse en que cada repetición cuente (calidad antes que cantidad).

¿QUÉ PASA EN LA CINTURA PÉLVICA?

Conociendo el Evento mecánico

Bien, en la cintura escapular a consecuencia del estilo de vida sedentario y estar más tiempo sentado; ocurren desequilibrios similares a lo que ocurre en la cintura escapular. Dichos desequilibrios conllevan a un aumento de la lordosis lumbar, llevando el trasero hacia atrás, y protruyendo la región abdominal, con la consecuente apariencia de «caminado de pato» y panza de flaco (si eres delgado).

También vemos esto en redes sociales cuando a fuerzas quieren tomar una foto con aparente gran trasero aumentando a propósito la curvatura de la zona lumbar.

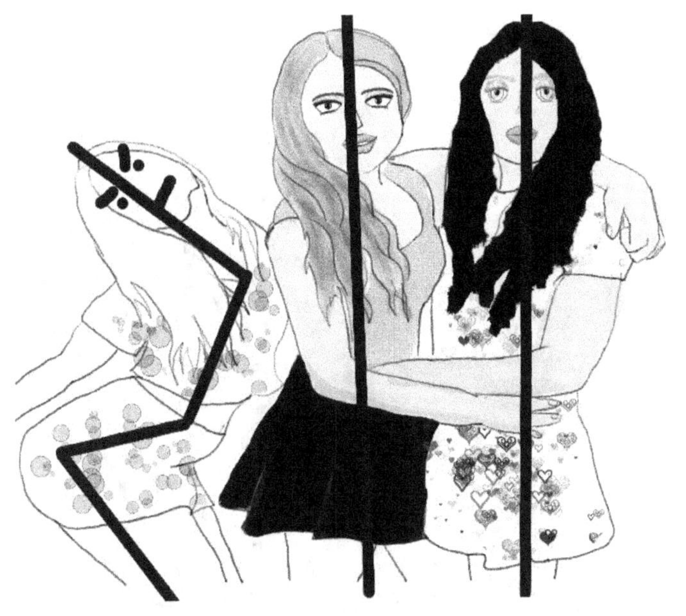

«pict»

Vamos a tener cuatro eventos mecánicos en esta situación; inhibición cruzada de los músculos abdominales (rectos, oblicuos externos e internos, transversos) con los músculos del glúteo. A su vez hay aumento de la tensión de los músculos flexores de la cadera junto con los extensores lumbares.

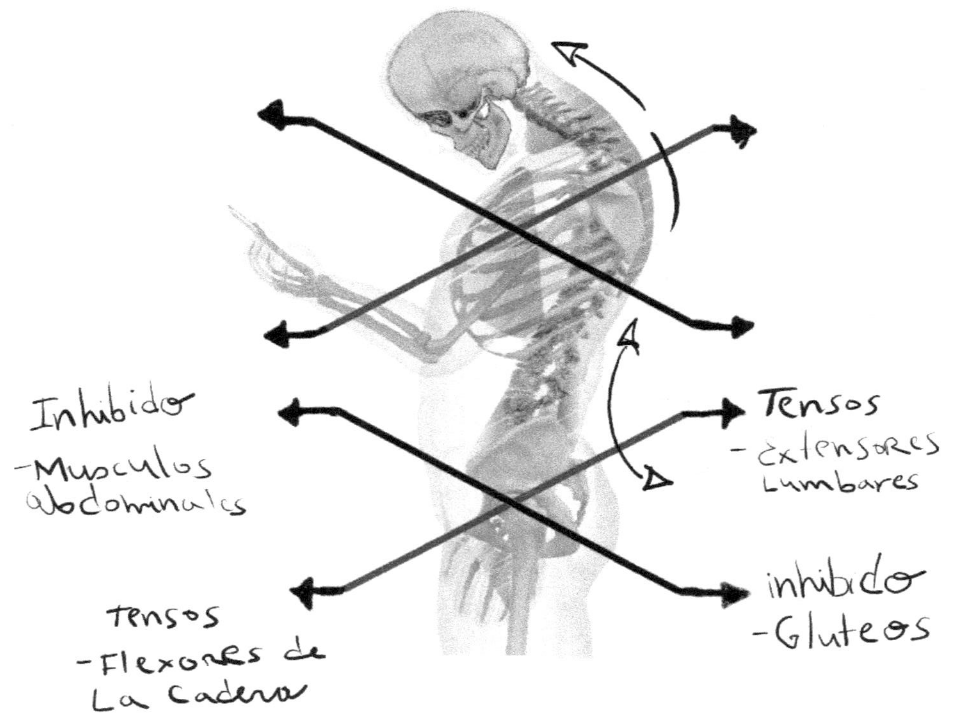
Inhibido
-Musculos
abdominales
Tensos
-Flexores de
La Cadera
Tensos
-extensores
Lumbares
inhibido
-Gluteos

Hagamos un pantallazo superficial de los músculos encargados de la flexión de la cadera. Entiéndase flexión de la cadera, al evento o movimiento de llevar los huesos pélvicos desde su parte anterior hacia arriba y el muslo hacia delante; y entendamos la extensión de la cadera cuando se lleva el hueso pélvico hacia abajo y el muslo hacia atrás.

Estos dos tipos de movimientos afectados por delante, por el aumento de la tensión de flexores de la cadera, y por la parte posterior, con debilidad de los glúteos conllevan a la mala posición de la pelvis.

El tren inferior poco entrenado, por nuestro actual estilo de vida conlleva a este desbalance. Los glúteos, si vez en los deportistas de alto rendimiento (refiriéndome a que rinden mucho en sus disciplinas, y no a que se rinden y se van al sofá cuando les toca entrenar) es un músculo que está muy desarrollado. Ya que este da la explosividad al momento de despegarnos del suelo, haciéndonos más rápidos. Se podrán imaginar la aceleración y velocidad que pueden alcanzar muchas modelos de Instagram o de la farándula, bromeo.

Como dato curioso, sabes ¿cuál es el tiempo de aceleración de un Chita o guepardo de 0 a 100km/h?

El super auto deportivo Bugatti Chiron Acelera de 0 a 100 km/h en aproximadamente 2,4 segundos, gracias a un motor de 16 cilindros dispuestos en W de aproximadamente ocho litros (8L), el cual tiene acoplado cuatro turbocompresores; una maravilla de la ingeniería mecánica que ha creado el hombre. Es capaz de consumir 100 litros de gasolina en solo ocho minutos (8min) si este se mantiene a su máxima velocidad, la cual está documentada hasta la fecha en 490km/h. Y no alcanza más velocidad, porque los neumáticos aun no lo permiten. Solo 2 400 000 euros o 2 447 160 dólares estadounidenses al cambio actual, para adquirir una bestia de estas (julio 2022, ya se ve el efecto del desplome del valor del euro que antes rondaba los 1.6 dólares al cambio). Ahora tenemos dos preocupaciones, nuestra postura y la crisis económica mundial.

Bien quedándonos con el dato de la aceleración del Chiron de 0 a 100km, no está muy lejos la chita con una aceleración de 0 a 100km de aproximadamente 3 segundos, dejando lejos a cualquier automóvil que veas en tu ciudad, hasta supera a un Lamborghini murciélago. Es una maravilla, pero de la naturaleza.

Hasta hace unas décadas, ningún vehículo terrestre era capaz de superar esta aceleración. Usain Bolt apenas alcanza los 45km/h como velocidad máxima, y digo apenas en comparación; pero sabemos bien que esto es muy rápido para cualquier persona, ¿ven que el cuerpo humano es capaz de ello y de muchas otras cosas impresionantes a nivel físico? Y somos insuperables a nivel mental.

Bien la región glútea está conformada por el glúteo mayor, medio y menor, son fáciles de ubicar, y no requieren mayor explicación, solo que se encargan de la extensión de la cadera y rotación lateral, además de estabilizar la pelvis ayudando en la postura.

Músculos flexores de la cadera

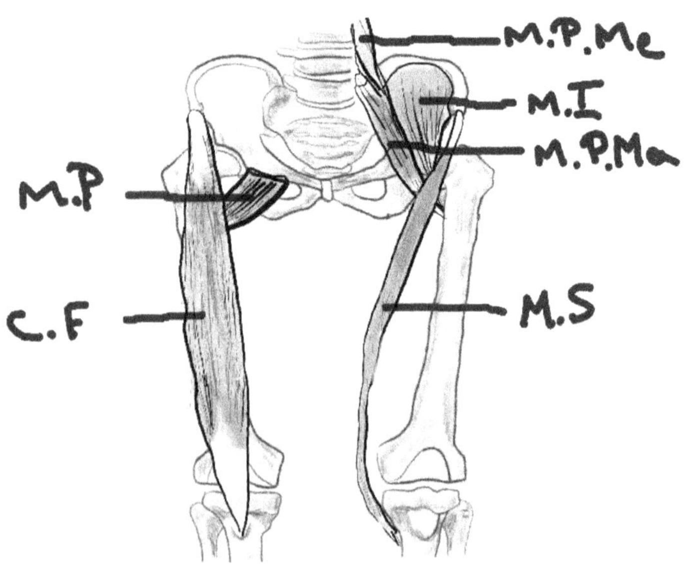

Músculo pectíneo (M.P)
Músculo Cuádriceps femoral (recto femoral) (C.F)
Musculo psoas menor (M.P.Me)
Músculo iliopsoas
  Músculo iliaco (M.I)
  Músculo psoas mayor (M.P.Ma)
Músculo sartorio (M.S)

Los músculos flexores de la cadera; principalmente conformados por cuatro músculos, tendrán la función de flexionar el muslo por delante, y se disponen anatómicamente como se observa en la imagen previa.

Por último, tendremos una debilidad de los músculos abdominales (rectos, transversos, oblicuos externos e internos) en la parte anterior, los cuales no solo mantienen el contenido visceral en su sitio, flexionan y rotan el tronco; sino que también estabilizan y controlan la inclinación de la pelvis.

Y, por último, en la parte posterior un aumento de la tensión de los músculos extensores de la columna lumbar.

En resumen:

«En el síndrome cruzado inferior (SCI), el cuerpo busca cómo mantenerse erguido, lo hace de mala manera si hay este desbalance. Por un lado, los flexores de la cadera halando y tensos; glúteos débiles que no extiende con suficiente fuerza la cadera; abdomen débil que no controlan la inclinación de la pelvis (antilordosis); y músculos extensores lumbares tensos que dicen: -bueno yo me encargo de ponerte erguido- levantando el tronco y aumentando más aun la lordosis lumbar».

La pelvis es el cimiento, y es necesario corregirla para mejorar la postura en general, porque es la base de todo lo malo que está pasando arriba en la cintura escapular.

¿CÓMO CORRIJO EL SÍNDROME CRUZADO INFERIOR?

Al igual que la corrección de la cintura escapular, existe varias maneras de trabajar el síndrome cruzado inferior.

Trabajaremos en fortalecer los músculos de la cintura pélvica debilitados, y en realizar estiramientos de los músculos tensos o acortados.

Músculos abdominales débiles

La gran mayoría de nosotros tiene esta debilidad abdominal, incluso personas con abdomen marcado, que podrías pensar que está fuerte, pero solo el recto abdominal está bien trabajado, pero el transverso y oblicuos no.

Hay que realizar ejercicios que hagan trabajar el sentido rotacional, de esta forma estos músculos evitarán en lo posible la torción o inclinación del tronco. Con ejercicios asimétricos (peso de un lado o un peso mayor de un lado y otro menor del lado contrario) se fortalecen estos músculos. Ejemplos tenemos las caminatas del granjero, que trata de llevar en un brazo una carga pesada y realizar caminatas (en el campo las personas están realizando estos trabajos de forma cotidiana al llevar un bulto pesado, un saco etc.).

Otra forma de trabajar la función anti rotatoria de estos músculos es usar una banda elástica; átala en un sitio firme y agarrándola te desplazas lateralmente, evitando que el torso rote. También puedes hacer movimiento de lanzar un puñetazo con la banda, de forma lenta y controlada. Las planchas o «plancking» laterales también trabajan este aspecto.

Como vimos, los abdominales ayudan a flexionar la pelvis y llevarla hacia arriba y al frente. Es importante, si ya existe una inclinación pélvica anterior, realizar ejercicios abdominales que no involucren a los músculos isquiotibiales (músculos en la parte posterior del muslo, estos son el músculo bíceps femoral, músculo semimembranoso, músculo semitendinoso), así enfocaremos totalmente el trabajo en los abdominales y su función de antilordosis lumbar.

Ejemplos de ejercicios a realizar tenemos las abdominales de gimnasta; en este coloca tus manos apoyadas en la silla romana en el gimnasio o si la tienes en casa, o puedes ir a la cocina sobre la encimera en una esquina te apoyas sobre las manos con los brazos extendidos bloqueando los codos y realiza elevaciones de la pelvis (como si intentaras llevar el cóccix al techo).

Para estos ejercicios puedes realizar repeticiones de 10 a 20 por tres series. Enfócate en la calidad y tiempo de contracción más que en completar las repeticiones.

Músculos flexores de la cadera tensos

Aunque es parte del cuarteto de problemas cuando tenemos síndrome cruzado inferior, no siempre estarán tensos, y si no están tensos NO ES RECOMENDABLE REALIZAR ESTIRAMIENTOS EN MÚSCULOS DÉBILES. Pero si este no es el caso, y en realidad están tensos debes trabajar en su elongación.

«Para demostrar si están tensos acuéstate sobre una superficie plana como un banco, flexiona un muslo llevando la rodilla lo más cerca de tu cuerpo agarrándola con las manos y no la sueltes.

La pierna contraria y libre, con la rodilla flexionada a 90 grados, debe ser capaz de tocar la superficie donde estas acostado/a con la parte posterior del muslo. Si esto no ocurre demostraremos que hay tensión en los flexores de la cadera.

Luego de esto estira la rodilla flexionada de la pierna libre. Si aun así no puedes tocar la superficie del banco con el muslo, sabremos que hay rigidez principalmente en el músculo Iliopsoas. Pero si extiendes la rodilla y en ese momento todo se relaja y tocas la superficie con el muslo, la rigidez estará dada por el músculo recto femoral y demás músculos involucrados.

Repite esta maniobra en ambas piernas».

Sabiendo esto realizarás estiramientos para los flexores de la cadera tensos.

Una forma fácil sin equipo es llevar una pierna hacia delante y mantener la rodilla flexionada a 90 grados, la pierna contraria estará apoyando la rodilla al suelo. Intenta mantener la columna recta por 10 segundos y luego relaja, por tres series de cada lado. Tiempo 1:00 min.

Notarás que a la vez que estiras los músculos flexores de la cadera de un lado, fortaleces o trabajas los glúteos del lado contrario.

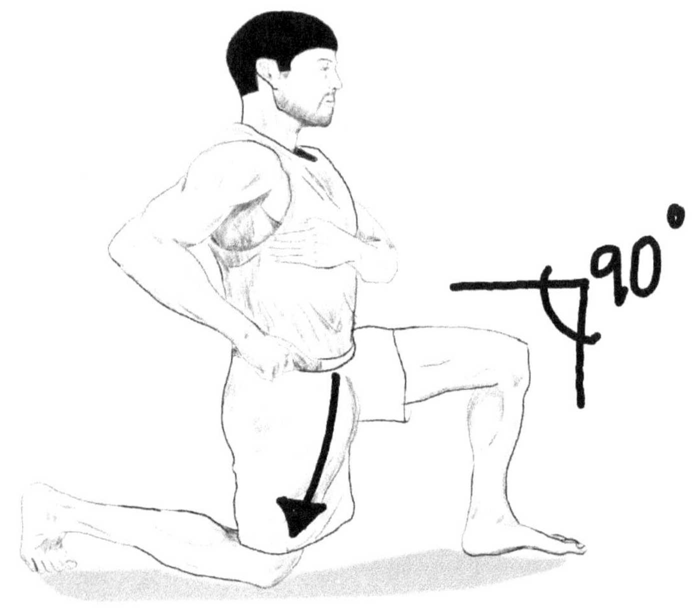

Músculos de la región glútea inhibidos o debilitados

Estos músculos son muy débiles en la gran mayoría de la población, no están trabajando cuando estamos sentados tantas horas. Enfócate en ellos.

Las patadas posteriores son excelentes ejercicios

para trabajar esta zona.

También el peso muerto y las zancadas en reversa tanto sin peso como con peso (mancuernas). Asegúrate de fortalecer los glúteos de dos a tres veces por semana.

Correr de forma explosiva, lo que llamamos carreras interválicas, intercala correr a máxima velocidad por unos segundos, y luego pasa a trotar.

Claro si tienes tiempo sin correr empieza por adaptarte a trotar y luego correr, para luego entonces pasar a correr de forma explosiva. No solo ayudará a tus glúteos, sino también a tu corazón.

Extensores de la comuna lumbar tensos.

Para ayudar a su estiramiento puedes tumbarte en el suelo o una superficie rígida y luego intenta disminuir la curvatura lumbar pegándote al suelo lo más que puedas. Mantente acostado así por uno a dos minutos.

Una postura que se aplica en yoga es la conocido postura de niño. Debes ponerte de rodillas al suelo y llevas la pelvis hacia atrás como sentándote en los talones, luego estiras el tronco y los brazos hacia adelante tocando el suelo y llevando la cabeza hacia abajo entre los hombros hasta tocar el suelo con la frente, sostén esta postura por 30 segundos en cuatro repeticiones, o puedes realizarla por dos minutos seguidos.

ARTEFACTOS «MILAGROSOS»

Frente a esta gran vertiente de mala postura (pandemia) con la globalización y aumento de tecnologías, donde con un solo clic tenemos acceso al mundo entero gracias al internet, incluso trabajar de casa es posible para un sinfín de empleos que antes requerían la presencia de una persona en un puesto de trabajo, esto nos ha arrinconado a estar sentados frente a un escritorio u ordenador durante toda una jornada laboral, incluso horas extras. Frente a esto, comienzan a surgir productos milagrosos que son capaces de hacer muchas cosas por uno mismo. Incluso muchos de estos productos resultaron en malas ideas o productos tontos que en realidad no ayudaban en absolutamente nada; muchos enfocados a la cocina y otro nicho común de ver, eran los productos para ejercitarse mientras se estaba sentado frente al escritorio trabajando, como por ejemplo unos pedales para los Pies con el fin de quemar calorías mientras se trabaja, incluso en la hora de almuerzo en la oficina; o el otro producto donde la silla se mueve sola como una batidora y te hace «trabajar» los músculos abdominales mientras estas escribiendo (este aparato en realidad solo servía para romperte la columna o crearte una hernia discal).

Pues, así como estos productos ahora surgen arneses o correctores de postura, que harán todo el trabajo necesario de corrección mientras tu estas tranquilo en tu ordenador, ¿QUÉ ESPERAS?, ORDENA EL TUYO YA!

Déjame decirte la cruda verdad, estos arneses corrigen tu postura en el momento, pero no corrige el problema grave de fondo que ya existe. Pues tus músculos y ligamentos seguirán en mala posición, con debilidades por un lado y tensos por otro lado, ponerte un artefacto de estos no fortalecerá un musculo débil. ¿O crees que por ponerte un cabestrillo en el brazo hará que tus bíceps flexionen tu codo de mejor manera o serán más fuertes? Pues lastimosamente no es así.

Incluso estos artefactos lo que hacen es crear un círculo vicioso, pues fomentan los desbalances que ya tenemos, haciendo que estos músculos trabajen menos de lo que realmente tiene que hacer que es mantener una postura correcta.

Si bien pueden funcionar en niños, pero esto pasa porque están en crecimiento y desarrollo, y se usan para casos de alteraciones estructurales a cortas edades. Ya que normalmente no ves a un niño con la «joroba de Cuasimodo», el cuello de «ganso» y la «pelvis de pato» caminando por allí con hombros redondeados. Ellos no lo hacen, pero a medida que crecemos y creamos hábitos día tras días, van ocurriendo estos problemas.

Y al igual que tomó tiempo en formarse un

problema postural, también tomará tiempo corregir los problemas de postura, pero la clave es la constancia. Créeme que paso al espejo descuidado sin pensar en mi postura y aun veo el problema en la curvatura cervical y lumbar, e incluso he llegado a pensar que esto estará difícil de resolver, pero me digo a mí mismo, décadas de mala postura no se arreglan en 10 días, y apenas llevo unos meses trabajado en ello. Algunos días más que otros, y en algunos días no he podido trabajar en ello. Aunque en realidad es una excusa, y estas correcciones se pueden trabajar en tiempos relativamente cortos cada día, o en la mayoría de los días; tiempo que gastamos viendo videos tontos en redes sociales se pueden invertir en estas correcciones. Lo que podrías hacer es ver un video o escuchar un audio sobre salud o algo que te edifique como individuo de aproximadamente 30 minutos mientras trabajas en estos ejercicios.

Entonces recuerda, los correctores de postura no

son la solución. El problema lo arreglas tú mismo con un poco de esfuerzo y dedicación.

Te cuento algo como experiencia propia, me tocó trabajar en un proyecto grande en mi país, donde trabajábamos de seis de la mañana hasta las siete de la noche durante una semana seguida dentro del proyecto, y luego teníamos algunos días de descanso. Al terminar estos días, retornábamos al sitio de trabajo. Prácticamente ocho horas de viaje en el bus del proyecto. Allí empecé a notar en algunas fotos que tomaban mis compañeros en algunas reuniones, mi problema de postura. Era antiestético. Al verme no podía dejar de enfocarme en eso, asique hice mi compra por Amazon de un producto de estos, los famosos correctores de postura. Pensé, ahora si mejoraré mi problema, me sentía cómodo usándolo, me daba una sensación de bienestar al caminar, como con una buena postura, como soldado.

Pero ¿qué creen?, nuevamente viendo algunas

fotos ya utilizando el susodicho correcto, me llevo la sorpresa que me veía exactamente igual con mi postura.

Hoy ha avanzado tanto la tecnología que estos arneses tiene incorporado tecnología donde un aparato electrónico pita o vibra cuando te estas encorvando en la silla; lo único bueno es que te avisa de tu mala postura para tú mismo corregirla, pero en sí, la función «correctora» de estos aparatos es nula.

EJERCICIOS COMPLEMENTARIOS

Vimos que el yoga es un claro ejemplo de cómo puede ser aplicado para corregir la postura, también para aumentar la flexibilidad articular y disminuir dolores en ciertas zonas del cuerpo. Además de resultar relajante para algunas personas.

Tener una barra de donde poder guindarse es excelente para estirar toda la columna, dando también un efecto de descompresión vertebral, tan buscada por personas para aliviar dolores de espalda.

Al estar suspendidos evitando el contacto de los pies con el suelo, disminuimos la carga a soportar principalmente por la zona lumbar, y fortalece los músculos de la espalda media.

Los ejercicios que nos llevan al suelo y nos permiten estar totalmente estirados son excelentes para el propósito correctivo. Un claro ejemplo es el ejercicio «Superman», estando acostado con los brazos extendido por delante de la cabeza vas a despegar ambos brazos y ambas piernas del suelo, manteniéndote simplemente apoyado al suelo con la pelvis y tórax. Sentirás una gran elongación, y también resultará desafiante mientras más segundos mantengas esta postura.

Y si no te es tan desafiante puedes sostener pequeñas mancuernas en tus manos, pero recuerda siempre enfocarte en repeticiones de calidad. Sostén cada repetición por tres segundos y repite unas 10 veces.

Colocarte en la pared con la pelvis apoyada, disminuyendo la lordosis lumbar, hombros y cabeza también en contacto con la pared disminuyendo la lordosis cervical y la cifosis torácica y realizar movimiento de los brazos como «ángeles de nieve», o como un «parabrisas de automóvil» durante uno a dos minutos ayudará al proceso correctivo.

Digo proceso, porque esta corrección no ocurrirá de la noche a la mañana, recuerda que puedes tener recidiva de síndrome cruzado si te descuidas en el tiempo.

CORRECCIÓN MIENTRAS DUERMES

¿Es posible realizar correcciones posturales mientras duermes? Pues claro que sí, y se llama higiene del sueño. Tendemos a tomar malas posturas a la hora de dormir, o abusar del uso de almohadas.

Les simplificaré tres situaciones a la hora de dormir.

<u>Cuando duermes boca abajo</u>: si duermes así, no mantengas las manos por debajo de tu pecho, porque esto aumentara la cifosis torácica, evita hacer esto y apoya tu zona lumbar con una almohada por debajo de la pelvis. Pero recuerda que dormir de esta forma no es muy recomendable.

<u>Si duermes de lado</u>: la posición fetal es la mejor si estas padeciendo dolores lumbares, pero en la mayoría de las veces tendemos a redondear demasiado los hombros creando hipercifosis torácica que daña nuestra postura. Debes tener una almohada semirrígida que mantenga la columna cervical alineada, ósea que debe ser del espesor del espacio que hay entre el hombro y la oreja al acostarse. Evitar el cruce de la cadera colocando una almohada de mayor tamaño entre las piernas

<u>Por último, al dormir boca arriba</u>: es la mejor postura para dormir. La gran mayoría de personas lo que hace es colocar almohadas bajo la cabeza llevando la columna cervical hacia anterior, flexionando la cabeza y debilitando los flexores profundos del cuello. Se usa más esta forma de dormir cuando tienes un televisor en el cuarto (que actualmente es una epidemia), y nos terminamos acostando con dos o tres almohadas tras la cabeza

para ver mejor las series.

Si vas a usar el televisor, mejor te recomiendo que te sientes en la cama usando el respaldar. Y al dormir puedes usar una almohada baja o pequeña que no logre flexionar tu cuello.

MOTIVACIÓN

Es importante en todo aspecto de nuestras vidas estar motivados para realizar una determinada tarea hasta culminarla. El proceso es cada paso que se da para completar dicha tarea. Esto requiere dedicación y esfuerzo, pero debes estar enfocado. Pon en tu mente cada paso a realizar por pequeño que sea, y cumple cada uno a la vez, no te abrumes por realizar todo en un solo momento.

Así como un edificio se construye bloque a bloque, así como las pirámides de Egipto se levantaron piedra a piedra, así como lees un libro, página a página hasta culminar o una maratón donde das un paso tras otro; todo esto es el proceso, y en cada paso debes estar motivado a realizarlo. Poco a poco tu mente se adapta a realizar esta tarea.

Pero si no te motivas, perderás el enfoque y abandonarás en un punto determinado, puede ser en el quinto paso, o en la décima página de un libro. Debes mover ese cerebro perezoso.

Estando motivado el tiempo pasa más rápido, y las cosas de la vida se disfrutan más que nunca.

Eres una persona distinta a las demás, con capacidades asombrosas, nunca dejes que digan lo contrario, o peor aún, nunca te digas a ti mismo que no eres capaz, porque al final del día es más relevante cómo nos señalamos a nosotros mismos en autocrítica. Esto es en realidad lo que más peso tiene a la hora de realizar cualquier cosa en cualquier aspecto de nuestras vidas. No te alimentes de malos pensamiento hacia ti mismo. Cuando logres esto, notarás que incluso los que no creían en ti se asombran y luego creen, y luego serán motivados de forma indirecta.

Mantente sobre la marcha, tu propia marcha.

RESUMEN DE RUTINAS

Haciendo estiramientos para los pectorales, en mayor medida el músculo pectoral mayor.

Realizar 3 series de 10 segundos en cada posición de estiramiento (codo arriba, medio y abajo), o realiza el estiramiento doble con ambos codos en el marco de una puerta 3 series de 10 segundos en cada posición de estiramiento (ambos codos arriba, medio y abajo).

Estirando específicamente el músculo dorsal ancho.

Estiramiento por 30 segundos y repítelo por 3 series a cada lado.

Fortaleciendo los músculos profundos del

cuello (MPC).

Cuello hacia atrás empuja tu mentón aún más atrás y mantén la posición por 10 segundos, 5 series. Puedes realizarlo 2 o 3 veces al día, o más si pasas horas frente a un escritorio.

Flexión del cuello con pelota de tenis, lento y controlado, haz esto por 1 serie de 20 repeticiones de buena calidad.

Fortaleciendo el músculo trapecio medio e inferior; músculos romboides y músculo serrato anterior.

Realiza halones a la cara, 20 repeticiones halando durante dos segundos, sosteniendo la posición contraída por tres segundos y luego suelta la carga por otros dos segundos.

Haciendo estiramientos para el músculo trapecio superior y elevadores de la escápula.

con la cabeza a 45 grados a la izquierda y vas a

flexionar el cuello como si estuvieras mirando al suelo, a la vez baja el hombro derecho, luego con una mano sobre la cabeza y de forma controlada; vas a ayudar a la flexión de la cabeza un poco y lentamente; sostén esta posición por cinco segundos y repite 3 a 5 series de cada lado.

Músculos abdominales débiles

Caminatas del granjero, lleva en un brazo una carga pesada y camina según tus capacidades realiza 3 a 5 caminatas cortas aproximadamente 20 metros ida y 20 metros de vuelta.

Banda elástica; átala en un sitio firme y agarrándola te desplazas lateralmente, evitando que el torso rote sostén la posición por 20 segundos por 5 repeticiones de cada lado.

Planchas laterales 20 segundos 3 a 5 series de cada lado.

Abdominales de gimnasta, realizar repeticiones de

10 a 20 por 3 series.

Músculos flexores de la cadera tensos

Llevar una pierna hacia delante y mantén la rodilla flexionada a 90 grados, y la pierna contraria estará apoyando la rodilla al suelo. Mantén la columna recta por 10 segundos, por 3 set de cada lado.

Músculos de la región glútea inhibidos o debilitados

Con las patadas posteriores, peso muerto y zancadas en reversa sin peso o con peso. Asegúrate de fortalecer los glúteos de 2 a 3 veces por semana.

Correr de forma explosiva, lo que llamamos carreras interválicas, intercala correr a máxima velocidad por unos segundos, y luego pasa a trotar.

Extensores de la comuna lumbar tensos.

Acostado intenta disminuir la curvatura lumbar

pegándote al suelo lo más que puedas. Mantente acostado así por 1 a 2minutos.

Postura de niño. 30 segundos en cuatro repeticiones, o puedes realizarla por 2 minutos seguidos.

HIGIENE POSTURAL

Definición: *«conjunto de normas, cuyo objetivo es mantener la correcta posición del cuerpo, tanto en quietud como en movimiento, para así evitar posibles lesiones al realizar las actividades diarias, aprendiendo a proteger principalmente la columna vertebral, evitando que se presenten dolores y disminuyendo el riesgo de lesiones. Al aprender a realizar los esfuerzos de la vida cotidiana de la forma más adecuada se disminuirá el riesgo de sufrir de dolores de espalda.»*

Medita un poco al respecto. Según esta definición cada acto que implica movimiento (que prácticamente es todo lo que realizamos, incluso al dormir). ¿Cuáles fueron las ultimas actividades que realizaste

hoy? Probablemente caminaste, viste sentado la televisión, el celular, o te sentaste en tu escritorio.

Se te cayó algo al suelo y lo recogiste, cargaste una maleta o arrastraste una maleta de ruedas, alcanzaste el control remoto que se quedó al otro extremo del sofá, etc. Son infinitas las actividades que realizamos, pero varias de ellas las realizamos más frecuentemente día a día, esto va creando conductas o hábitos. Y no le prestamos atención al patrón de movimiento que vamos convirtiendo en habito.

Las personas que fuman, poco a poco van a querer fumar más y no pueden salir tan fácil de este vicio o mal hábito que van forjando con cada día que fuman.

Rectifica tus acciones diarias y corrige los malos movimientos y malas posturas. ¿Has levantado cosas del suelo, aunque no sean pesadas sin flexionar las rodillas? En este aspecto debes cuidar la zona más sensible de sufrir problemas por malas posturas que es la columna lumbar. Recuerda que no debes levantas las cosas del suelo con la espalda, debes agacharte flexionando las rodillas mantenido la espalda recta y levantando con la fuerza de tus cuádriceps femorales.

Cuando quieres alcanzar algo lejos de donde estas sentado, estiras tu cuerpo o hasta te retuerces como gusano para alcanzar dicho objeto, ahora imagina los estragos de hacer esto cinco veces al día por 40 años.

Es análogo como al realizar ejercicios de musculación, no vas a tener grandes brazos por levantar una mancuerna una semana seguida, esto lo obtienes con la dedicación y el tiempo. Tú sabrás si te dedicas a corregirte, o a destruirte.

Los dolores de espalda pueden llegar a ser incapacitantes o hasta lesionarte de forma grave requiriendo intervención quirúrgica, pueden ser problemas como radiculopatía por compresión de los nervios que van a las piernas, hernias discales, deslizamiento de vertebras, desgaste óseo prematuro entre otras.

Te sentaste con las nalgas al borde del sofá y el cuello pegado al respaldo, con la columna torácica en hipercifosis, y estas determinado a terminar una temporada de tu serie favorita, o te duermes en esta posición luego de cinco minutos (nos pasa a los treintones en adelante).

Caminas con la cabeza adelantada y la espalda curva, con los hombros redondos y en esta misma postura te subes al carro; y luego te bajas y caminas a tu trabajo, te sientas en esta misma postura por aproximadamente ocho horas o incluso más, y vuelves al carro ¿adivina cómo? Pues con la misma postura y llegas a casa comes jorobado y luego te vas a dormir en posición de lado con la columna curva y así cada día hasta jubilarte, imagina ese panorama.

Te vas de viaje y arrastras la maleta a un lado con el brazo extendido atrás, creando rotación lateral de tu columna lumbar, y cómo te gusta viajar tanto que hasta te endeudas para hacerlo. Lo haces cinco o diez veces al año con maletas pesadas, arrastrándolas por todos los países del mundo, hasta tienes un mapamundi donde pones una gran equis roja en cada país que visitaste por años de dedicación y felicidad. El problema no es viajar y crear hermosos recuerdos, el problema es que halas la maleta pesada en vez de empujarla frente a ti.

Con todo esto puedes ver los pequeños detalles cotidianos que repetimos y repetimos, y dañamos nuestro cuerpo. Esto incluye, no solo problemas de postura, sino también de alimentación y estilo de vida saludable en general, vicios como el alcohol y el tabaco; estar excesivamente estresado por cada situación en la vida. Recuerda que no tenemos el control sobre cada cosa que ocurre, y menos sobre las demás personas; enfócate en ti, enfócate en cultivarte, enfócate en tus pensamientos; saca todo lo malo, todo lo que te ensucia, purifícate con el fuego de la perseverancia y sal como oro, púlete como cristal, sé la mejor versión de ti superándote a ti mismo cada día, no tienes que superar a nadie más, tú eres tu mayor obstáculo y tu mayor competencia. Espero que con las enseñanzas aquí aprendidas puedas mejorar en cierta manera estos problemas de esta vida cotidiana. Mírate esvelto cada día en el espejo. Te aseguro que tendrás esa disimulada sonrisa de satisfacción por haber cumplido una meta.

-Nos vemos en tres meses- el espejo.

ACERCA DEL AUTOR

Nacido en 1990 ciudad de Santiago, Veraguas,
República de Panamá.
Doctor en medicina con interés en la escritura y
transmisión de información sobre salud de interés
para la población en general.